Nibaldo Calvo Buides

Sin excusas

Septiembre/ 2017

IMPORTANTE

Este libro no proporciona asesoramiento médico.

Los resultados pueden variar porque las causas de sobrepeso u obesidad varían de persona a persona.

El consumo de alimentos, las tasas de metabolismo y los niveles de ejercicio y esfuerzo físico varían de persona a persona, y por ende así sucederá en los resultados de pérdida de peso.

Este libro no está destinado a diagnosticar, tratar, curar o prevenir ninguna enfermedad.

La información, incluido pero no limitado a, texto, gráficos, imágenes y otros materiales, contenidos en este libro es sólo para fines educativos. El contenido no pretende sustituir el asesoramiento médico profesional, el diagnóstico o el tratamiento.

Busque el consejo de su médico u otro proveedor de atención médica calificado con cualquier inquietud que pueda tener con respecto a su condición médica o tratamiento. Nunca desestime el consejo médico profesional.

Introducción

En Octubre de 2016 a mis 44 años yo pesaba 225 libras y comenzó a acentuarse mis problemas de diabetes tipo II y la hipertensión arterial.

Yo tengo antecedentes familiares de ambas enfermedades. Recuerdo que cuando yo era pequeño siempre vi a mi mamá sufrir debido a la diabetes. Mi mamá falleció a sus 47 años debido al cáncer.

 Y mi papá, quien falleció cerca de los 70 años producto de un ataque al corazón, siempre estuvo aquejado de su hipertensión arterial.

Todo indica que yo heredé ambas enfermedades de mis padres. Aunque diariamente yo tomaba pastillas para aplacar la diabetes y la hipertensión arterial, no era suficiente, porque debido a mi sobrepeso, la inactividad física y la incorrecta alimentación, frecuentemente tenía dolores de cabeza y de pecho, lo cual atentaba con mi concentración y disposición para enfrentar grandes retos de la vida cotidiana.

Recuerdo que en una de mis visitas al doctor, este me dijo: "Necesitas bajar de peso y estar activo porque de lo contrario empeorarás de la diabetes y comenzarás a recibir inyecciones en vez de las pastillas.

Mi respuesta fue: "Yo estoy súper ocupado todos los días, y la verdad es que se me dificulta comer saludable y ejercitarme físicamente todos los días."

Pero, por suerte, mi doctor me respondió: "No quiero excusas, hazlo por tu bien, yo sé que tú puedes planificar tu horario diario para dedicarle tiempo a tu salud, mediante la ingestión de comida saludable y realización de ejercicios físicos."

Esas palabras de mi doctor me dejaron muy pensativo durante un par de días, porque, por ironías de la vida, yo soy profesor de Español y de Ajedrez y yo suelo motivar a mis alumnos diciéndoles que no busquen excusas, que busquen soluciones.

Entonces un buen día me levanté y me puse en función de darle un cambio drástico a mi salud.

 En Marzo de 2017 mi peso corporal varió de 225 a 185 libras, 40 libras de menos, gracias al cambio de mi hábito alimenticio y a la incorporación de más ejercicios físicos.

Durante esos 5 meses me concentré en suministrarle a mi cuerpo la cantidad de alimento necesario, con su debida calidad. Comencé a comer para vivir, y no a vivir para comer.

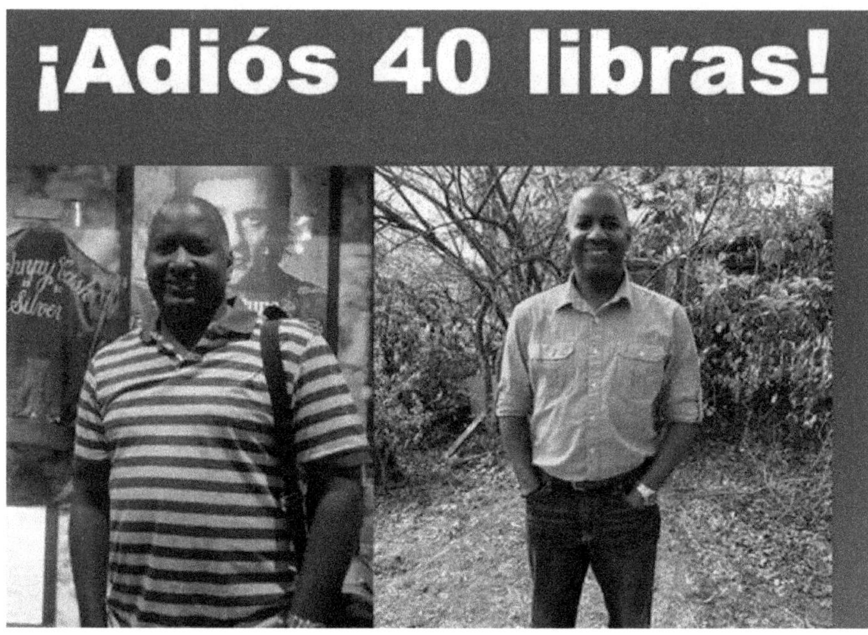

Y presté mucha atención a la frase del famoso empresario, escritor y orador motivacional, Jim Rohn:

"Cuida tu cuerpo, es el único lugar que tienes para vivir."

En mis tres últimas visitas al médico, la doctora quedó impresionada debido a que los resultados de mis análisis de sangre mostraron que me encuentro perfectamente bien, la diabetes y la hipertensión arterial bajo control, por lo que ella decidió que yo dejara de tomar medicamentos.

Mi vida ha cambiado drásticamente, por lo que quiero compartir con Ustedes cada detalle de viaje hacia el mejoramiento de mi salud.

Yo pude y confío plenamente que Usted también puede.

Contenido

Siempre én movimiento

Mientras yo vivía en Cuba, de donde soy originario, prácticamente estaba forzado a caminar varios kilómetros diariamente, o desplazarme en bicicleta, debido a las grandes limitaciones económicas.

Cuando comencé a vivir en México en el 2007, y luego en Estados Unidos en el 2011, mi situación económica cambió y mi estilo de vida también: menos caminata, menos bicicleta y más consumo de alimentos ricos en carbohidratos, como son pan, pastas, arroz, azúcar, etc…

Antes de iniciar mi dieta para la pérdida de peso, me quedó algo bien claro: tenía que regresar a ejercitarme físicamente de manera cotidiana. Para eso en Noviembre de 2016 compré un dispositivo para medir la actividad física diaria, se llama **Fitbit**, y es una pulsera que registra la actividad física y otras rutinas del usuario a lo largo del día, como los hábitos alimentarios o de sueño.

En el Mercado existen muchos dispositivos a diferentes precios, asequibles para sus bolsillos. O simplemente Usted puede descargar de manera gratis un programa similar en su celular.

La Asociación Americana del Corazón recomienda realizar al menos 10,000 pasos diariamente (aproximadamente 8 kilómetros y medio) para mejorar nuestra salud y disminuir los riesgos de enfermedades del corazón.

Desde el primer día que recibí mi **Fitbit** me aseguré de tomar bien seriamente el reto de los pasos, por lo que comencé la primera semana con 15,000 pasos diariamente (11 kilómetros y medio), la segunda semana con 20,000 (15 kilómetros), y actualmente me mantengo diariamente entre los 15,000 y los 20,000;

pero en ocasiones realizo más. En una ocasión realicé 40,000 en un día, lo cual equivale a 30 kilómetros y medio.

Muy importante: Cero gimnasio. Nada de estar pagando mensualidades para realizar ejercicios físicos en gimnasios. Cualquier lugar de mi casa es ideal para ejercitarme.

Estos son los ejercicios que realizo diariamente para mantenerme en movimiento y completar los pasos:

- **Marchar en el lugar.** Tanto en la escuela donde trabajo como profesor de Español, como en mi casa, constantemente realizo cortas marchas durante varios minutos en el lugar en que me encuentro.

- **Trotar.** Este ejercicio lo realizo principalmente en mi casa. Trotes en el lugar, con variaciones del ritmo.

- **Boxeo de sombra**. En mi adolescencia practiqué boxeo en mi tierra natal. El boxeo de sombra es golpear al aire, generalmente sin un oponente, como forma de ejercicio. Eso es lo que yo hago actualmente todos los días, durante largos intervalos de tiempo con cambios de ritmo. No es necesario ser un boxeador, o siquiera estar interesado en el boxeo para usar las técnicas del boxeo de sombras, para reducir el estrés, ejercitarse y divertirse. Lanzar golpes al aire no requiere equipamientos, y es un excelente ejercicio aeróbico, lo que es muy bueno para su corazón, sus pulmones y sus músculos.

- **Bailar**. No hace falta ser un bailarín profesional para mover el cuerpo. Yo no me considero un buen bailarín, simplemente me dejo llevar por la música, sin importar el género musical: salsa, rock…..la cuestión es moverse. Si se siente apenado (a) de bailar en frente de otras personas, no importa, porque Usted puede encerrarse en su habitación y bailar hasta el agotamiento, sin testigos a su alrededor.

Escuche música que incentive al baile. Yo acostumbro escuchar a la agrupación cubana **Gente de Zona**. Se los recomiendo.

- **Mancuernas.** Los ejercicios con mancuernas ayudan a tonificar los brazos y evitar la flacidez de los mismos. Yo tengo dos mancuernas de 25 libras cada una y casi todos los días realizo varias repeticiones de levantamiento de las mismas.

Nuestro cuerpo necesita agua

Prolifera la difusión acerca de la necesidad de ingerir al menos 8 vasos de agua diariamente (un vaso de aproximadamente 250ml). El consumo de agua ayuda a mejorar la función digestiva, facilita el riego sanguíneo, la reproducción celular y el movimiento, permite la absorción de los nutrientes esenciales y el aporte de energía, etc…

En los últimos años mi consumo diario de agua era mínimo, en ocasiones yo tomaba apenas un par de vasos de agua al día; pero ingería varios de soda y otras bebidas llenas de azúcar.

Ahora me aseguro de ingerir al menos los 8 vasos de agua diarios: dos vasos antes o después del desayuno, del almuerzo y de la comida, y dos o más entre las comidas.

También me ha dado muy buenos resultados el ingerir un vaso de agua antes de las comidas y uno también después de estas. Ese vaso inicial ante de las comidas me permite sentirme un poco lleno, por lo que no siento deseos de comer de más.

El Plan

Yo estaba bien consciente que las dos primeras semanas serían decisivas en mis intenciones de bajar de peso, porque sería radical el cambio en mi estilo de alimentación.

Y estaba muy consciente que, debido a mis padecimientos de diabetes e hipertensión arterial, no podía cometer locuras en mi alimentación. Me refiero a esas locuras que algunas personas cometen de dejar de comer lo necesario para sus cuerpos en sus afanes de bajar de peso.

Las dos primeras semanas me enfoqué a reducir mi consumo de carbohidratos, a incrementar mi consumo de proteínas y a estar en constante movimiento.

Mi consumo de carbohidratos lo reduje entre 50 y 100 gramos todos los días, con la posibilidad de comer bastantes vegetales, entre 3 y 4 pedazos de frutas diarias y otros alimentos que les mencionaré más adelante.

Yo nunca he sido fanático a comer vegetales; pero como en esta dieta baja en carbohidratos y alta en proteínas resulta recomendable comer bastante verduras para proveerle al cuerpo vitaminas y minerales, pues me di a la tarea de comenzar a comer vegetales en grandes cantidades, y de paso me sentía lleno rápidamente y no se me antojaba comer pan y arroz, por ejemplo, que contienen mucho carbohidratos.

Si queremos darle un cambio a nuestras vidas, necesitamos actuar de manera responsable, decidirnos a comer lo que nuestros cuerpos necesitan para funcionar correctamente.

Jugo verde

Si Usted es muy reacio a comer verduras, le recomiendo esta otra opción que yo también puse en práctica: me compré un exprimidor eléctrico, en el que me preparaba y me sigo preparando jugo verde.

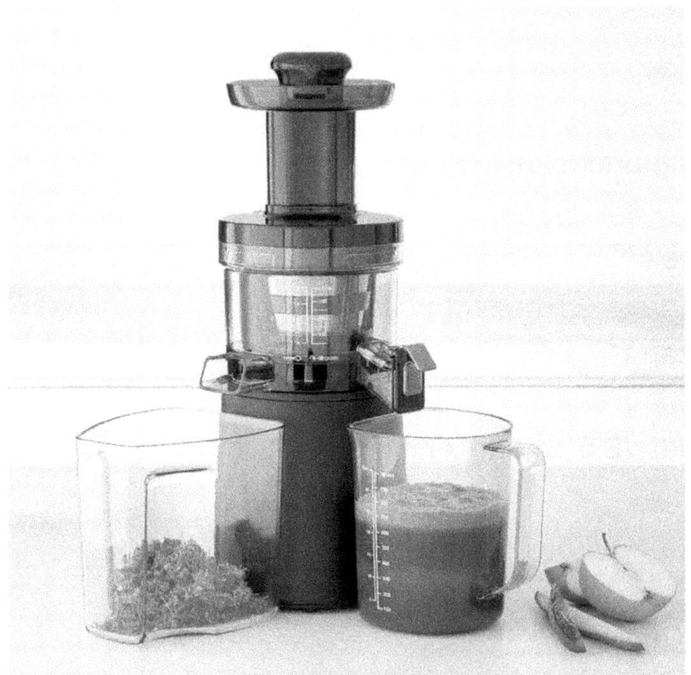

Comparto con Ustedes una de las recetas que yo me preparo:

INGREDIENTES:

4 hojas de col rizada

2 tallos de apio

2 pepinos

4 hojas grandes de lechuga

2 limones

1 manzana

1 pulgada (2,5 cm) de jengibre

DIRECCION:

Lave bien todos los productos.

Pelar los limones.

Añadir todos los ingredientes a través de la exprimidora.

Normalmente yo agrego un par de vasos de agua y una cucharada de miel en cada vaso que me tome; pero si usted lo desea no le agregue agua para que quede más puro.

SUSTITUTOS

Manzana: pera

Lechuga - otras variedades, espinaca, acelga

Limón - lima

En caso de que no tengan o no deseen comprar una exprimidora de jugo, he aquí esta receta fácil de hacer:

Ingredientes

1 manojo de perejil

1 limón

1 taza de agua

Preparación

Picar el perejil, preferiblemente en una licuadora. Exprimir el jugo de limón y verter un vaso de agua sobre los ingredientes.

Dosis

Beba en la mañana con el estómago vacío durante 5 días, y después haga una pausa de 10 días. Este jugo ayuda a quemar calorías, mientras que alimenta nuestro cuerpo con vitaminas y minerales.

SEMANAS 3 Y 4

Y aquí nos encontramos en las semanas 3 y 4, en las que mantuve la misma alimentación e incrementé la intensidad de mis ejercicios físicos. Diariamente completé 20,000 pasos (15 kilómetros) y en el primer mes bajé aproximadamente 8 libras.

A partir del segundo mes subí la cantidad de pasos diarios hasta 25,000 y mi consumo de carbohidratos un poco más de 100 gramos diarios.

Les confieso que me convertí en un adicto a estar siempre en movimiento y a comer saludable. Si yo veía o tenía ante mi cualquier tipo de dulce, pues lo ignoraba, o simplemente me comía un pedacito nada más.

Atrás habían quedado esos tiempos en los que sin compasión yo me comía todo tipo de duces en grandes cantidades. Ya tenía en mi mente el mensaje claro acerca de no buscar excusas, había llegado el momento de encontrar soluciones.

Al concluir el quinto mes ya yo había bajado las 40 libras en total. He seguido mi dieta baja en carbohidratos y alta en proteínas, acompañada de muchos ejercicios físicos, y me ha funcionado perfectamente porque cuando tengo hambre, como.

Aunque he incrementado mi ingesta de carbohidratos en comparación a cuando yo inicié mi viaje hacia la pérdida de peso, he logrado mantener mis 40 libras de menos. En ocasiones pierdo 2 ó 3 libras y luego las recupero. Lo importante no es llegar, lo importante es saber mantenerse.

La gran diferencia respecto a cuando yo tenía exceso de peso corporal es que ahora yo como de manera inteligente, responsable, escucho a mi cuerpo y le doy lo que necesita, no lo que se me antoja.

Vegetales bajos en carbohidratos

Espárragos: Media taza de espárragos cocidos contiene 3,5 gramos de carbohidratos.

Brócoli: Una taza de brócoli contiene 6 gramos de carbohidratos.

Coliflor: Una taza de coliflor cocida contiene 5 gramos de carbohidratos.

Apio: Dos tallos medianos de apio contienen 2,5 gramos de carbohidratos.

Pepino: Media taza de pepino en rodajas contiene 2 gramos de carbohidratos.

Lechuga de hoja verde: Una taza de lechuga de hoja verde contiene 1 gramo de carbohidratos.

Pimiento verde: Media taza de pimientos verdes en rodajas contiene 2 gramos de carbohidratos.

Lechuga: Una taza de lechuga triturada contiene 2 gramos de carbohidratos.

Col rizada: Media taza de col rellena cocida contiene 4 gramos de carbohidratos.

Rábanos: Media taza de rábanos crudos en rodajas contiene 2 gramos de carbohidratos.

Pimiento rojo: Media taza de pimiento rojo contiene 3 gramos de carbohidratos.

Lechuga romana: Una taza de lechuga romana rallada contiene 1,5 gramos de carbohidratos.

Espinaca: Media taza de espinacas cocidas contiene 3,5 gramos de carbohidratos.

Nabos: Media taza de nabos cocidos contiene 4 gramos de carbohidratos.

Champiñones blancos: Media taza de champiñones blancos en rodajas crudos contiene 2 gramos de carbohidratos.

Pimiento amarillo: Media taza de pimiento amarillo en rodajas contiene 3 gramos de carbohidratos.

Frutas bajas en carbohidratos

Aguacate: Media taza de un aguacate contiene 6,5 gramos de carbohidratos.

Zarzamoras: Media taza contiene 7 gramos de carbohidratos.

Arándanos: Media taza de arándanos contiene 11 gramos de carbohidratos.

Cerezas: Media taza de cerezas contiene 11 gramos de carbohidratos.

Clementina (parecidas a las mandarinas): Una clementina mediana contiene 9 gramos de carbohidratos.

Kiwi: Un kiwi mediano contiene 11 gramos de carbohidratos.

Mango: Media taza de mango contiene 14 gramos de carbohidratos.

Naranja: Una naranja mediana contiene 15,5 gramos de carbohidratos.

Melocotones: Un melocotón medio contiene 14,5 gramos de carbohidratos.

Piña: Media taza de trozos de piña contiene 11 gramos de carbohidratos.

Ciruelas: Una ciruela mediana contiene 7.5 gramos de carbohidratos.

Frambuesas: Media taza de frambuesas contiene 7,5 gramos de carbohidratos.

Fresas: Media taza de fresas contiene 5,5 gramos de carbohidratos.

Mandarinas: Una mandarina media contiene 12 gramos de carbohidratos.

Sandía: Media taza de sandía contiene 5,5 gramos de carbohidratos.

Ejemplo de menú 1

Desayuno

3 trozos de tocino (**0 gramos de carbohidratos**)

1 rebanada de queso (0 g. carb)

1 rebanada de pan (15 g. carb).

Merienda

14 almendras (2.5 g. carb)

2 huevos hervidos (0 g. carb)

Almuerzo

1 taza de pollo enlatado (0 g. carb)

2 tazas de lechuga verde (2 g. carb)

½ taza de queso rallado (0 g. carb)

Merienda

14 almendras (2.5 g. carb)

1 manzana (25 g. carb).

Comida

1 Nacho (freír un trozo de tortilla de maíz cubierta con queso (6 g. carb)

½ taza de fresas (5.5 g. carb)

1 vaso de 8 onzas de jugo de vegetales (aproximadamente 15 g. carb)

Total gramos carbohidratos 73.5

Ejemplo de menú 2

Desayuno

1 taza de salchicha ahumada (2 g. carb)

2 huevos hervidos (0 g. carb)

1 rebanada de queso (0 g. carb)

Merienda

14 almendras (2.5 g. carb)

1 banana (27 g. carbs)

Almuerzo

1 taza de carne molida y cocinada (0 g. carb)

2 tazas de lechuga de hojas verdes (2 g. carb)

½ taza de queso rallado (0 g. carb)

Merienda

14 almendras (2.5 g. carb)

1 vaso de 8 onzas de jugo de vegetales
(aproximadamente 15 g. carb)

Comida

1 taza de carne molida cocinada (0 g. carb)

1 rebanada de queso (0 g. carb)

1 taza de coliflor cocida (5 g. carb)

½ taza de sandía (5.5 g. carb)

Total gramos de carbohidratos 61.5

Ejemplo de menú 3

Desayuno

3 huevos hervidos (0 g. carb)

¼ taza de queso rallado (0 g. carb)

Merienda

14 almendras (2.5 g. carb)

1 vaso de 8 onzas de jugo de vegetales (aproximadamente 15 g. carb)

Almuerzo

12 onzas de chuletas de cerdo (0 g. carb)

1 taza de brócoli (6 g. carb)

1 rebanada de queso (0 g. carb)

Merienda

14 almendras (2.5 g. carb)

Comida

1 taza de pollo cocido (0 g. carb)

1 rebanada de queso (0 g. carb)

2 tazas de lechuga de hoja verde (2 g. carb)

1 mango (50 g. carb)

Total gramos carbohidratos 78

Normalmente antes de acostarme yo ingiero un vaso de jugo de limón (244 g) (17 gramos de carbohidratos) mezclado con una cucharada de miel (17 gramos de carbohidratos).

Aunque la miel está compuesta por azúcares llamados simples, significa que pasan directamente a la sangre para ser utilizados por nuestras células en forma rápida, una cucharada mezclada con jugo de limón nunca me ha hecho ningún daño.

Recuerden que mi diabetes es de tipo II, la cual puede ser minimizada de nuestro cuerpo e incluso eliminarla, y además yo he estado realizando mucha actividad física.

Cada cuerpo funciona de manera independiente, esta es mi experiencia, por lo que Usted puede consultar a su médico antes de iniciar la ingesta de miel.

Platos a preparar

*Ideales para fines de semanas

Brócoli y coliflor (6 gramos de carbohidratos por porción)

3 tazas de brócoli cortado en pedazos

3 tazas de coliflor cortado en pedazos

½ taza de leche al 1%

1 taza de queso (cheddar) rallado

2 cucharaditas de cebolla en polvo

2 cucharaditas de queso parmesano

1 cucharadita de sal

Indicaciones: Caliente el horno a 350 grados. Combine todos los ingredientes excepto el queso parmesano en una cacerola de 9X11. Polvoree el queso parmesano encima de la mezcla. Hornear durante 30 minutos. Siéntase libre de agregar más condimentos si es necesario. Recuerde siempre mirar la información nutricional en la parte posterior del condimento porque algunos condimentos contienen carbohidratos.

Pollo (6 gramos de carbohidratos por porción)

1 libra de pechuga de pollo

1 tomate pequeño

2 cucharadas de queso crema

2 cucharaditas de cebolla en polvo

2 cucharaditas de polvo de ajo

2 cucharaditas de queso parmesano

1 cucharadita de sal

Instrucciones: Combine todos los ingredientes en una sartén, excepto los tomates, el queso crema y el parmesano. Cocine hasta que la carne esté terminada y agregue los tomates, el queso crema y el parmesano durante 10 minutos. Siéntase libre de agregar más condimentos si es necesario. Recuerde siempre mirar la información nutricional en la parte posterior del condimento porque algunos condimentos contienen carbohidratos.

Hamburguesa (6 gramos de carbohidratos por porción)

1 libra de carne molida

1 tomate pequeño

2 cucharadas de queso crema

2 cucharaditas de cebolla en polvo

2 cucharaditas de polvo de ajo

1 cucharadita de sal

Instrucciones: Combine todos los ingredientes en una sartén excepto el queso crema y los tomates. Cocine hasta que la carne esté terminada y agregue los tomates y el queso crema y cubra durante 10 minutos. Siéntase libre de agregar más condimentos si es necesario. Recuerde siempre mirar la información nutricional en la parte posterior del condimento porque algunos condimentos contienen carbohidratos.

Envoltura de tocino (5 gramos de carbohidratos por porción)

6 piezas de tocino

2 grandes trozos de lechuga

½ taza de queso cheddar rallado

1 cucharadita de crema agria

Instrucciones: Cocine el tocino. Coloque el tocino en la lechuga y añada el queso y la crema agria. Siéntase libre de agregar más ingredientes. Si no le gusta el tocino puedes elegir otra carne.

Un Nacho (6 gramos de carbohidratos por porción)

1 libra de carne molida

2 tazas de lechuga de hoja verde cortadas

1 paquete de salsa de taco

½ taza de queso cheddar rallado

2 cucharaditas de cebolla en polvo

2 cucharaditas de polvo de ajo

1 cucharadita de sal

1 cucharada de crema agria

Instrucciones: Combine todos los ingredientes en una sartén excepto la lechuga, el queso y la crema agria. Cocine hasta que se haga la carne. Coloque la lechuga cortada en un plato y luego agregue la carne, el queso cheddar y la crema agria. Esto puede ser para una comida individual o si desea compartir. ***El crujiente de la lechuga es un gran sustituto de chips de tortilla.*** Siéntase libre de agregar más condimentos si es necesario. Recuerde siempre mirar la información nutricional en la parte posterior del condimento porque algunos condimentos contienen carbohidratos.

Pizza (6 gramos de carbohidratos por porción)

1 libra de carne molida

1 lata de salsa de tomate

1 onza de pepperoni

½ taza de queso mozzarella rallado

2 cucharaditas de cebolla en polvo

2 cucharaditas de polvo de ajo

1 cucharadita de orégano

2 cucharaditas de queso parmesano

1 cucharadita de sal

Instrucciones: Combine todos los ingredientes en una sartén excepto la mozzarella, pepperoni y parmesano. Cocine hasta que se haga la carne y agregue la mozzarella, pepperoni y parmesano. Cubrir durante 10 minutos. Siéntase libre de agregar más condimentos si es necesario. Recuerde siempre mirar la información nutricional en la parte posterior del condimento porque algunos condimentos contienen carbohidratos.

Life is like business: 20% what happens to you y 80% how you respond.

Vida es como los negocios: 20% lo que te sucede y 80 % como tu respondes

Siempre recuerde:

- Trace metas a corto, mediano y largo plazo en su viaje hacia la pérdida de peso corporal.

- Beba suficiente agua.

- Coma lo que su cuerpo necesita.

- Coma más vegetales.

- Duerma diariamente las horas necesarias para beneficio de su cuerpo.

- Baile, salte, muévase diariamente.

Y siempre recuerde la frase del famoso empresario, escritor y orador motivacional, Jim Rohn:

"Cuida tu cuerpo, es el único lugar que tienes para vivir."

Para consejos, dudas o sugerencias, pueden escribirme al siguiente correo electrónico:

director@nibaldocalvo.com